ÉLÉMENS

DE

THERMOMETRIE MÉDICALE.

IMPRIMERIE DE MIGNERET,

RUE DU DRAGON, N.° 20, F. S. G.

ÉLÉMENS

DE

THERMOMETRIE

MÉDICALE;

PAR M. BRESSY,

Docteur en Médecine de la ci-devant Université de Montpellier, médecin de l'Hôtel-Dieu d'Arpajon, membre de la Société d'Agriculture de Versailles.

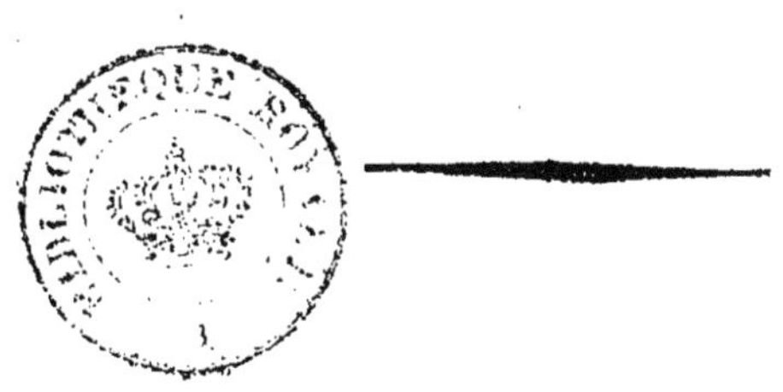

A PARIS,

Chez GABON, Libraire, place de l'Ecole de Médecine.

1819.

ETAT

DES CONNAISSANCES THERMOMETRIQUES, JUSQU'A LA PUBLICATION DE CES ÉLÉMENS.

DANS sa lettre CCLXXXII, M.me de Sévigné dit, en parlant des eaux de Vichy : « Je mis hier moi-même une rose dans la fontaine bouillante ; elle y fut saussée et ressaussée; je l'en tirai comme de sur la tige : j'en mis une autre dans une poëlonnée d'eau chaude, elle y fut en bouillie en un moment. Cette expérience, dont j'avais ouï parler, me fit plaisir. Il est certain que ces eaux sont miraculeuses. »

Cette femme célèbre est la seule qui ait su distinguer que la chaleur minérale a une action sur la matière organisée, différente de la chaleur domestique.

Une opinion plus récente, et partagée par plusieurs grands médecins, est celle qui considère la chaleur comme minéralisateur des eaux thermales; M. Duchanoi, le plus ardent partisan de cette opinion, cite tous les auteurs qui l'ont eue avant lui; de sorte qu'en transcrivant ce qu'il en dit, nous aurons complété l'état de la science thermométrique avant nous. Il s'exprime ainsi à la page *xix* de l'avant-propos de son Essai sur l'art d'imiter les eaux minérales, publié en 1780. « J'ai fait une classe des eaux thermales simples. Ces eaux n'ont d'autre principe minéralisant que la matière du feu, que je regarde comme un être distinct, et peut-être de toutes les eaux thermales composées, celui qui mérite le plus de considération de la part des médecins. »

« Il y a, dit-il encore aux pages 187 et suivantes de cet Essai, des eaux thermales qui n'ont de principe étranger à l'eau, que la chaleur; M. Leroi les nomme non-minérales, parce qu'il croit qu'elles ne diffèrent en rien de l'eau chauffée; Hoffmann, et long-temps avant lui, Pline, en avaient fait la remarque. »

On compte plusieurs de ces sources en France; les eaux de Bagnols, celles de Dax, la plupart des sources de Bagnères, beaucoup de celles d'Ax, celles de Bourbon-Lancy, de Saint-Laurent dans le Vivarais, de Rennes en Languedoc, celles de la Presle dans le Roussillon, et quelques autres : si nous en croyons M. Monnet, elles sont en bien plus grand nombre;

il assure même que la plupart des eaux thermales ne sont que de l'eau chaude, et rien de plus; que leurs propriétés sans nombre ne sont dues qu'à la chaleur et à l'eau, et que les autres principes que l'on s'est efforcé d'y trouver, n'y existent réellement pas. M. Lottinger, célèbre médecin allemand, observe que beaucoup de fontaines minérales d'Alsace, qui ont infiniment de réputation, ne diffèrent que par la chaleur des sources ordinaires du pays.

« J'ai examiné, dit M. Monnet, des eaux dans lesquelles je n'ai rien trouvé qui les distinguât des eaux communes, et j'ai cru devoir le dire. On s'obstinera, tant qu'on voudra, à rapporter l'efficacité de ces eaux aux matières qu'elles contiennent, quelle qu'en soit la petite quantité, sans vouloir même faire attention que les mêmes matières peuvent se trouver également, et se trouvent en effet dans les eaux communes du pays; il n'en est pas moins vrai que lorsqu'une eau ne présente au goût rien d'étranger, et qu'elle peut être bue sans répugnance, elle ne doit pas être réputée minérale, parce qu'il est certain, et on ne peut trop le redire, qu'il n'y a point d'eau dans la nature qui soit absolument pure, et à qui, par cette raison, le nom de minérale ne puisse convenir; les eaux de bains, par exemple, quoique thermales, ne peuvent point être regardées comme minérales, puisqu'elles ne diffèrent en rien des eaux communes du pays qui contiennent toutes un peu de terre calcaire, et tant soit peu de soude. Les eaux de Luxeuil, continue notre auteur, sont encore un exemple des eaux chaudes simples qui ne présentent rien de différent des eaux ordinaires. La soude versée dedans, ne les trouble seulement pas; elles sont en tout semblables à celles des bains; les eaux de Plombières ne sont aussi que des eaux chaudes ordinaires, et qui ne méritent pas plus le nom de minérales que celles dont nous venons de parler. »

M. Duchanoi pense, avec nos plus grands médecins, que c'est de la chaleur que dépendent les propriétés les plus générales des eaux, et que c'est elle qui donne tant d'action aux minéraux dans les thermales composées.

ÉLÉMENS

DE

THERMOMETRIE MÉDICALE.

CHAPITRE PREMIER.

Propriétés des Eaux thermales.

VENEL a reconnu le premier l'existence du gaz acide carbonique dans les eaux minérales; cette découverte, qui n'a pas valu à son auteur la célébrité qu'elle devait lui mériter, a créé la chimie pneumatique. Les prodigieux progrès que cette science a faits, sont dus à l'attention que les chimistes ont eu depuis l'époque de cette découverte, de recueillir et d'examiner les produits gazeux de leurs analyses. La chimie et la physique feront de nouveaux progrès, quand les physiciens tiendront compte dans la décomposition des corps, des matières plus subtiles que les gaz qui s'en dégagent, telles que la lumière, le calorique et le fluide électrique qui entrent exclusivement dans leur composition. C'est encore les eaux minérales, principalement les thermales, qui fourniront aux savans des méthodes pour isoler ces agens fugaces, et les soumettre au calcul analytique. Parmi les physiciens, c'est au médecin qu'il importe plus essentiellement de savoir quelle est la nature des eaux thermales, et si les factices contiennent les élémens curatifs des eaux thermales naturelles; il ne peut acquérir cette connaissance, qu'en apprenant quelles sont les vertus que le calorique communique à l'eau par lui ou par les fluides qu'il y conduit. Sans cela, il faut qu'il attribue, comme le faisaient les anciens, les effets merveilleux de certaines eaux thermales, à un esprit occulte, ce qui est absurde. Il existe dans les eaux minérales froides, aussi un esprit minéralisateur qui paraît être une modification de celui des thermales. Je ne dois dans cet écrit diriger mes recherches que sur le fluide minéralisateur des eaux thermales. Ce fluide, loin d'être un esprit occulte, est un agent dont on peut suivre les effets dans un grand nombre de phénomènes; nous en allons signaler les caractères par les propriétés médicales communes aux différentes eaux thermales, pour découvrir sa nature.

§. I.er *Eaux thermales simples.*

Eaux de Bourbon-Lancy. — Les eaux de Bourbon-Lancy, situées à une lieue de la Loire, et à sept lieues de Moulins en Bourbonnais ; n'ont ni odeur, ni saveur ; elles ont 45 degrés de chaleur à la source, et 36 degrés au bain. Elles guérissent les fièvres rebelles aux autres remèdes, même à plusieurs autres eaux minérales ; elles lâchent le ventre, augmentent l'écoulement des urines ; elles rétablissent les règles ; elles augmentent la transpiration ; elles fortifient les estomacs affaiblis et relâchés ; elles remédient aux anciennes diarrhées ; elles triomphent souvent des fleurs blanches ; elles sont propres à faire cesser la stérilité qui n'a pas pour cause un vice de conformation ; elles soulagent, guérissent même les asthmatiques. Administrées en bain, en douches, elles remédient à la paralysie, aux tremblemens, aux rhumatismes chroniques, aux membres perclus, aux éruptions cutanées, et aux autres affections analogues.

Elles se prennent depuis un litre jusqu'à deux par jour, pendant dix à douze jours.

Eau de Dax en Gascogne. — Ces eaux sont à dix lieues de Bayonne, l'eau de la source, à la surface, a 49 degrés de chaleur, à l'ouverture de la source 56 degrés, aux bains 40 degrés, 36 degrés, 32 degrés. Ces eaux jouissent d'une très-grande réputation ; elles sont si semblables aux eaux ordinaires, qu'on s'en sert pour pétrir et pour tous les besoins domestiques. Elles n'ont ni odeur ni saveur, les réactifs n'y décèlent aucune substance minéralisante; cependant elles ont les mêmes propriétés que les autres eaux thermales prises sur les lieux, car elles les perdent par le transport. Elles soulagent les asthmatiques, elles sont salutaires dans les embarras des poumons, des reins; à l'extérieur elles sont détersives et vulnéraires; on les vante comme un très-bon remède dans la paralysie, les rhumatismes chroniques et les anciens ulcères.

Les eaux de Bagnères, de Halzbad en Alsace, celles de Taraschon dans le Forêt, sont presque aussi pures que l'eau distillée. Elles sont néanmoins autant efficaces que les précédentes. Leur température est la même que la leur; leurs propriétés tennent-elles à cela? C'est ce que nous examinerons ci-après.

§. II. *Eaux thermales argileuses.*

Les eaux thermales propres au foulon possèdent les vertus médicales des eaux thermales simples, modifiées par l'argile qu'elles contiennent. Cette eau métallique nuit aux personnes sujettes aux crachemens de sang; mais elle absorbe ou elle évacue les saburres acides, par le peu d'alcali qui lui est mêlé, ou par l'argile qu'elle charie. Cette eau paraît ajouter à la propriété détersive, une abstriction qui favorise la guérison des vieux ulcères, des dartres, de la gale. Les eaux de Plombières, de Luxeuil, de Dax, de Néris, d'Aix en Provence, sont des thermales argileuses; elles ont toutes à-peu-près la même efficacité, si ce n'est celles d'Aix qui n'ont que 26 degrés; ces eaux ayant la température plus basse que les autres, sont aussi bien moins actives; par conséquent, elles sont bien moins fréquentées. Elles arrêtent cependant assez bien les anciens écoulemens des voies urinaires et de la matrice. C'est probablement ce qui les avait faites consacrer à Priape, comme l'attestent les ruines d'un temple de ce dieu, au milieu desquelles se trouve encore aujourd'hui une fontaine jaillissante à plusieurs tuyaux.

Les eaux thermales argileuses se boivent depuis un demi-litre jusqu'à trois litres. On les administre en bains, en douches, qui guérissent la paralysie et la stupeur; elles remédient aux douleurs et enflures qui proviennent des suites des luxations, des fractures, des contusions et des blessures. On combat par leur moyen, la gale, les dartres, les érysipèles et les tumeurs scrophuleuses.

§ III. *Des Eaux thermales gazeuses.*

Toutes les eaux thermales de cette classe tiennent en dissolution de la soude et du muriate de soude.

Les principales eaux thermales gazeuses de France, sont celles de Vichy en Bourbonnais, à dix lieues de Moulins, ayant la température de 45 degrés ; celles du Mont-d'Or en Auvergne, de 37 degrés; celles de Chatelguyon n'en ayant que 24, ne diffèrent pas des eaux minérales froides, telles que celles de Seltz, qui doivent uniquement leur vertu au gaz acide carbonique. La plupart de ces eaux sont plus laxatives que les thermales simples.

§. IV. *Eaux thermales exhalant l'odeur du sulfure alcalin.*

Ces eaux sont des thermales salines; elles ne possèdent que l'arome du sulfure alcalin, qui est la modification de l'arome propre de l'esprit thermal par un alcali. Elles conservent les propriétés de cet esprit; seulement les sels trop abondans dans quelques-unes les altèrent.

Les principales eaux odorantes sont celles de Barèges, de Cotterets, de Bonnes, de Saint-Amand, auxquelles je joindrai celles de Vaqueiras, à deux lieues de Carpentras, département de Vaucluse, qui, quoique très-actives, sont peu connues, celles de Balaruc qui ont des effets beaucoup plus tranchants qu'aucune autre; elles s'employent pour la paralysie et le rhumatisme *a causâ frigidâ*, mais non dans les maladies qui proviennent de chaleur. Il faut en user pour les maux de tête après les affections soporeuses et pour les ophthalmies *a causâ frigidâ*, en douches. On donne les douches de cette eau en la versant sur une partie quelconque, en la frottant en même temps pour que l'eau et le principe actif pénètrent la peau.

On se sert encore des eaux de Balaruc avec succès, pour laver les plaies, et pour injecter dans les fistules, parce qu'elles sont très-détersives.

CHAPITRE II.

De la combinaison du Calorique.

Le calorique n'agit jamais seul, soit sur les êtres inanimés, soit sur les êtres vivans. Son action est toujours modifiée par des agens qui lui sont unis : de sorte que le calorique n'est jamais pur; il est, pour ainsi dire, un fluide parasite; il n'exerce ses nombreuses proprietés que par le concours des matières qui sont, comme lui, ordinairement le produit de la combustion; leur nature dépend du genre de combustible dont il se dégage, et dans quelques cas, de l'électricité qui règne dans l'atmosphère. Les principes pour lesquels le calorique a le plus d'affinité, sont les carbones lumineux.

Les eaux thermales sont d'autant plus efficaces qu'elles sont plus chaudes; elles paraissent par-là ne devoir leurs vertus qu'au calorique; plusieurs grands médecins l'ont pensé ainsi : il ne s'agirait, dans ce cas, pour obtenir les eaux thermales de Bourbon-Lancy, que d'administrer de l'eau de la Seine, comme M. Duchanoi l'a dit dans son *Traité des Eaux minérales*, à 30.°; mais cette eau chauffée à ce degré, provoque le vomissement et constipe, au lieu que les eaux thermales simples arrêtent le vomissement et lâchent le ventre. C'est donc à un agent uni au calorique qu'il faut attribuer les effets opposés produits par l'eau chauffée au même degré, l'une dans les entrailles de la terre, et l'autre dans nos foyers.

Si le calorique qui se dégage des différentes espèces de combustibles, affecte diversement le corps humain, et change la nature des matières inanimées, nous trouverons par la variété de son action, les principes qui donnent à l'eau chauffée artificiellement des propriétés contraires à celles des eaux thermales.

Le calorique a réellement des influences sur la nature morte et vivante, dépendante de l'espèce de combustible d'où il est produit. Par exemple, le charbon de bois revivifie les oxydes, et le charbon de terre, qui est de la nature des bitumes ou des résines, peut seul rendre les métaux malléables; le charbon de bois désoxyde par le même agent, mais il en contient très-peu.

Il y a deux classes de combustibles : une qui oxyde, et l'autre qui adoucit les métaux. L'aigreur des métaux forgés avec le charbon de bois non résineux, provient d'un fluide caustique allié au calorique; la douceur, la malléabilité des métaux forgés avec le charbon de terre, proviennent d'un principe calmant, lubréfiant, combiné avec le calorique.

Le principe allié au calorique qui se dégage de la combustion du charbon de bois, irrite les dartres, et les extrémités des artères; celui qui se dégage du charbon de terre, imprime une chaleur onctueuse sur la peau, les fosses nasales et les bronches. Il y a deux espèces d'apoplexie, la sanguine ou artérielle et la séreuse ou veineuse: l'artérielle éclate par l'irritation du calorique du charbon de bois; et la veineuse, par le calorique du charbon de terre. Le relâchement veineux arrête les urines, et elles s'épanchent dans le cerveau ou s'infiltrent dans le tissu cellulaire; les eaux thermales distribuent dans les humeurs le calorique résineux qui leur manque ; on supplée aux eaux thermales par les aromates échauffans.

L'irritation artérielle augmente le flux d'urine jusqu'au diabètes, donne lieu à la phthisie par l'accumulation du sang artériel dans les poumons, ou à l'apoplexie par l'accumulation du même sang dans le crâne. Les eaux thermales sont nuisibles dans ces deux maladies, parce que ceux qui en sont menacés, surabondent en fluide carbonique, ce qui est cause que le fluide résineux se change chez eux en fluide carbonique, ou plutôt qu'il chasse, par sa prépondérance, le calorique résineux. Quinze ans d'observation m'ont dévoilé cette substitution d'un fluide à l'autre. Les brouillards secs avec une odeur bitumineuse, le vent du midi régnant, préservent de l'apoplexie artérielle, parce qu'ils font prédominer la bile, quand même on userait alors d'alimens qui portent le sang à la tête, tels que fromage fort, oignon et liqueurs spiritueuses. Aussitôt que ces brouillards sont dissipés, fût-ce dans la même journée, le soleil attire le sang à la tête, procure des vertiges souvent terminés par une attaque d'apoplexie artérielle ; cela vient de ce que le principe de nature résineuse ordinairement uni au calorique solaire, est métamorphosé en fluide carbonique : cette métamorphose est due à l'excès du fluide de cette espèce qui se trouve dans l'atmosphère. Il s'empare du calorique et en chasse le fluide résineux, l'inverse arrive quand l'atmosphère est électrisée, comme on dit négativement, lorsque le fluide résineux y prédomine ; le calorique du combustible carbonique s'empare, dans ce cas, du fluide résineux.

Le calorique solaire est ordinairement chargé de fluide résineux ; celui-ci peut être déplacé par le calorique carbonique, comme nous venons de le dire, quand il est en excès dans l'atmosphère. Le calorique des animaux est presque toujours combiné avec le fluide électrique résineux ; il a le même effet sur le corps humain que les fumigations résineuses. Voilà pourquoi les phthisiques éprouvent du soulagement dans les étables, dans les lieux de rassemblement, et que l'apoplexie séreuse frappe dans ces lieux, ou dans le temps d'une constitution atmosphérique résineuse. Si la magnétisme animal est quelque chose, il ne peut être que l'effet du calorique animal chargé du fluide résineux.

La constitution atmosphérique qui change la propriété du calorique, est un temps orageux avec éclairs. J'ai observé qu'un temps pluvieux seulement opérait cette métamorphose, qu'un temps pluvieux pendant lequel l'électricité dominante est vitrée, donne de l'intensité au calorique qui se dégage dans la combustion du charbon de bois, *et vice versâ.*

L'effet du calorique combiné ou avec l'électricité résineuse ou vitrée, n'est bien marqué que dans un état pathologique. Une personne colorée, d'une constitution apoplectique, éprouve des étourdissemens par la combustion carbonique du bois non-résineux et tous les symptômes plus ou moins intenses, que ressentiraient les individus qui seraient renfermés dans un appartement où il brûlerait de la braise; cette combustion produirait les accidens qui leur sont propres, même en plein air : leur intensité dépend alors de la susceptibilité des personnes qui y sont soumises; tandis que dans un lieu clos, certains sujets d'une complexion forte, supportent sans accidens, assez long-temps l'impression du calorique saturé d'électricité vitrée. Le calorique saturé d'électricité résineuse est plutôt débilitant, lubréfiant, qu'irritant.

Presque toujours le calorique avec excès d'électricité vitrée, tue par une commotion d'apoplexie sanguine, souvent avant que le sujet soit asphyxié. Le vin étant surchargé d'électricité vitrée, son abus prédispose à l'apoplexie sanguine.

Le calorique à électricité vitrée excite à la

gaîté, parce qu'il fait affluer le sang artériel à la tête; mais, comme il a été observé ci-dessus, lorsqu'il y a orage par excès d'électricité résineuse, il donne lieu à des angoisses et à une profonde tristesse.

Les alimens et les médicamens, par la nature de leur électricité, exercent la fâcheuse impression du calorique à électricité vitrée chez ceux qui y sont très-sensibles, parce que la digestion s'opère comme la combustion, par le concours des fluides électriques.

Le calorique vitré par sa causticité en agaçant les dartres insensibles, la goutte-rose qui se propage jusqu'aux membranes des vaisseaux sanguins, occasionne des attaques d'apoplexie, ou au moins des étourdissemens qui la présagent, car ils sont des apoplexies incomplètes.

Le calorique résineux émousse la sensibilité, l'irritabilité, jusqu'au point de causer des défaillances et des affections soporeuses.

Le calorique carbonique appelant le sang artériel à la tête, provoque à la joie; le calorique résineux chassant le sang artériel de la tête, rend triste, affaiblit. D'après ces propriétés des deux fluides unis au calorique, les Français qui brûlent généralement des combustibles carboniques, doivent être gais, et sujets à l'apoplexie sanguine; les Anglais, au contraire, doivent être attaqués de spleen, de mélancolie et du dégoût de la vie, parce qu'ils ne brûlent que du charbon de terre. Cela doit être d'autant mieux, que les premiers boivent du vin qui accroît l'énergie du fluide carbonique, et que les seconds usent pour boisson habituelle de la bière, qui favorise la formation de la bile.

Un temps orageux, ou seulement pluvieux, changeant l'état des malades auxquels conviennent les eaux thermales, il est prudent de suspendre leur administration lorsque ces temps règnent. Il est aussi sage d'attendre que la marée de l'électricité du matin, qui est résineuse, comme l'a appris Saussure, fasse place à la marée vitrée et que le soleil ait échauffé l'atmosphère, pour commencer à boire les eaux. Il est, par la même raison, plus convenable de les prendre à la fin du printemps ou en été, à moins qu'un cas pressant exige qu'on les prescrive à une autre époque; mais alors le médecin observera exactement l'électromètre et le baromètre: si ces deux instrumens annoncent une grande variation dans l'atmosphère, il faut en suspendre l'usage jusqu'à un temps plus calme. Ce n'est que par ces précautions qu'on obtiendra le bien que les eaux thermales sont susceptibles de produire.

CHAPITRE III.

Des Carbones.

Si l'on jette de l'eau sur un brasier de charbon de bois, elle l'éteint, si on en jette sur du charbon de terre enflammé, elle brûle avec lui. L'huile au contraire éteint celui-ci, s'enflamme rapidement au feu du charbon de bois : de manière que l'eau arrête l'incendie des matières carboniques, et que l'huile répandue en quantité suffisante, arrêterait l'incendie des résines, des bitumes. Cette différence dans la combustion, donne le caractère de deux espèces de combustibles, le carbonique et le résineux. L'eau oxide le fer à froid, et l'huile oxide le cuivre, aussi à froid. L'eau passant par un tube de fer incandescent, abandonne son oxigène aux parois internes du tube qu'il convertit en oxyde, et il s'échappe de l'hydrogène par ce tube. Il en serait de même si on répétait cette expérience avec de l'huile et un tube de cuivre ; ce qui montre que la combustion et l'oxydation sont une même chose ; parce qu'il paraît que le fer est un métal résineux, et que le cuivre est un métal carbonique. Cette distinction des métaux en résineux et carboniques, est très-importante pour rendre raison des phénomènes galvaniques. Le corps essentiellement combustible est le carbone, le corps essentiellement désoxydant est le carbone : si nous parvenons à connaître le nombre de ses modifications, nous aurons compris les lois de la combustion, de la désoxydation et de l'électricité.

D'après l'opinion des physiciens, le diamant est le carbone le plus pur ; cette pierre a beaucoup d'analogie avec le cristal et le verre ; en s'étayant de cette analogie et d'autres faits importans qui la corroborent, on ne saurait mieux nommer l'agent volatil qui se dégage de la combustion du charbon du bois, que fluide vitré ou oxygénant, et celui qui s'élève de la combustion des résines, fluide résineux ou desoxydant, il y a deux natures de combustibles, il doit y avoir production de deux fluides par le feu, et on ne reconnaît pas une plus nombreuse modification dans les corps qui sont soumis à l'action du feu. Par conséquent, toute combustion volatilise du fluide vitré oxydant, et du carbone résineux désoxydant. Quoique l'analyse chimique n'ait fait découvrir que très-peu de carbone dans les combustibles résineux, ils doivent néanmoins leur combustion au carbone qui leur est propre, comme le diamant, les métaux et le charbon, car il n'y aurait pas de flamme, s'il n'y avait pas de carbone. Par exemple, la flamme des résines, des graisses, des huiles, du soufre, de l'hydrogène, qui ne fournissent que peu ou point de carbone par l'analyse, est un brasier formé par des molécules carboniques embrasées. On s'en convaincra, en la comprimant par un corps plat; elle y déposera le carbone que cet obstacle l'empêchera de consommer. On obtiendra d'autant plus de carbone qu'on aura plus racourci la flamme par la compression. Il n'y a aucun combustible qui n'en abandonne par ce moyen, beaucoup plus qu'on n'en extrait par toute autre voie.

Le diamant se charge du fluide électrique vitré par le frottement, et les résines du fluide électrique résineux; la communication de ces deux fluides se manifeste par des étincelles, par des détonnations, c'est-à-dire, par une combustion spontanée. La combustion ne s'alimentant que de carbone, les deux fluides électriques sont nécessairement un composé fulminant; d'où il suit que la détonnation est la combustion simultanée du fluide résineux et du fluide vitré. La foudre brûle, carbonise la plupart des corps qu'elle frappe, quand ils sont combustibles; enfin elle fond, elle oxyde les métaux. Les mêmes effets ont lieu par nos appareils électriques. L'oxydation et la désoxydation par l'électricité s'exécutent donc de la même manière, que par le feu et par les agens chimiques.

Des exemples familiers et des expériences connues feront distinguer à l'observateur, l'existence de deux natures de combustibles, si ce qui précède n'est pas suffisant pour la démontrer. Le charbon de bois brûle paisiblement et lentement, le nitre brûle en fusant; la flamme du nitre est différente de celle du charbon : l'une volatilise du calorique vitré, et l'autre du calorique résineux, ou ce qui est la même chose du calorique qui participe des propriétés de l'oxyde, et du calorique qui participe des résines. La poudre à canon est un mélange de charbon, de nitre et de soufre, cette composition détonne avec violence, soit qu'elle soit enflammée par le feu, par l'électricité ou par le frottement. Dans cet exemple, les deux fluides se comportent comme dans la détonnation de la bouteille de Leyde. Le fluide vitré et le fluide résineux brûlent spontanément. Il y a aussi détonnation, si l'on jette de la poudre de charbon sur du nitre fortement chauffé; une pareille détonnation a lieu, en mettant de l'antimoine pulvérisé avec du nitre préalablement chauffé. Dans l'une et l'autre expérience, les fluides vitré et résineux brûlent spontanément; les effets sont les mêmes, mais ici le charbon et l'antimoine fournissent le fluide résineux, et le nitre leur abandonne le fluide vitré. Cela arrive par la métamorphose des fluides, comme lorsque le verre dépoli se charge du fluide résineux. D'ailleurs le nitre par son oxygène et par l'accumulation du calorique, est oxydant.

Je n'ai pas envie d'ébranler la sublime théorie de Lavoisier, mais je ne dois pas rejeter celle de Stalh, lorsque je rencontre le point par où se lient les conceptions de ces deux hommes de génie sur l'oxydation et la désoxydation. Lavoisier a opéré avec une précision mathématique, tandis que son prédécesseur n'est arrivé à la vérité, pour ainsi dire, que par pressentiment. Nous pouvons, en étudiant la nature et les effets des fluides vitré et résineux, suivre leur action dans l'oxydation et la désoxydation, comme Lavoisier et ses collaborateurs nous ont appris à suivre l'oxygène dans les mêmes phénomènes. Quand on ne raccourcit pas la flamme par un obstacle, le calorique divise le carbone et l'emporte même à travers le verre, comme les fusées qui passent au-delà des nuées, et cette déperdition de carbone n'est pas évaluée dans les analyses de Lavoisier.

Parce qu'on n'a pas pu encore peser les fluides qui chargent la bouteille de Leyde, est-on en droit de nier leur existence? La commotion qui frapperait simultanément la population entière de la terre, et les éclats de la foudre sont-ils donc une espèce d'effets sans cause ou des chocs sans matière? L'explosion du canon, les métaux fulminans n'attestent-ils pas la présence des fluides fulminans dans les combustibles et les métaux? Les fluides vitré et résineux que je trouve jouer un rôle majeur dans l'oxydation et la désoxydation, ne peuvent pas plus être rejetés, que les fluides électriques; leur identité ne sera méconnue désormais que par la routine. Parce qu'on n'est pas encore parvenu à peser le carbone de l'antimoine, doit-on affirmer que l'oxygène du nitre s'empare de l'antimoine, sans que celui-ci n'ait rien perdu? tandis que sa détonnation est pareille à celle du charbon, et que sa désoxydation a besoin du concours du charbon. Il a été réellement dépouillé par la détonnation, d'une substance très-volatile, pour s'emparer d'un principe très-fixe; ce qui constitue l'oxydation; la désoxydation est l'inverse.

On attribuait autrefois la chaleur des eaux thermales à des feux souterrains qui se trouvaient sous leurs canaux; mais il y a environ cent ans qu'on enseignait à l'Université de Montpellier, que *Bergerus*, en examinant les conduits par où coulent les eaux carlines, y aperçut beaucoup des pyrites qui, arrosées d'eau, s'échauffaient et s'embrasaient. Ces pyrites, disait le professeur de chimie, sont composées de parties sulfureuses et ferrugineuses ; or, il conste par l'expérience que si on jette de l'eau sur parties égales de limailles de fer et de soufre, il y aura effervescence, du feu et de la flamme, et même une explosion si on a enfermé et pressé la matière.

On n'a pas reconnu depuis d'autres causes de la chaleur des eaux thermales. La déflagration de la limaille et du soufre déterminée par l'eau, a long-temps servi de donnée pour expliquer la formation des volcans et du tonnerre. L'analogie de l'explosion de la foudre avec l'explosion du fer mêlé au soufre, est plus juste qu'on ne le pense aujourd'hui; car non-seulement il y a analogie, mais c'est le même phénomène produit par les mêmes agens interposés dans des corps, solides pour l'un, et gazeux ordinairement pour l'autre.

Il est indubitable qu'il y a un fluide qui pénètre le verre pour accumuler l'électricité de l'appareil dit *bouteille de Leyde*. Quel est le fluide qui sert de lien au fluide vitré et au carbone résineux ? C'est la lumière, parce que les fluides électriques sont toujours lumineux ; et que la lumière trouve un passage facile à travers le verre ; mais ce n'est pas la lumière dans son intégrité : probablement, chaque fluide a un rayon particulier qui l'attache à son congénère.

CHAPITRE IV.

De l'Oxyde et du Carbone lumineux.

Le charbon de bois en brûlant, exhale l'odeur de fluide électrique vitré, le charbon bitumineux exhale une odeur pareille à l'électricité résineuse.

Il s'élève du charbon de bois enflammé des molécules ardentes, mais invisibles, qui irritent les érysipèles, les dartres, la goutte-rose dont les personnes très-hautes en couleur sont atteintes : elles les agacent souvent au point d'occasionner une attaque d'apoplexie. Les vapeurs des résines sont composées des molécules de carbone unies au calorique et à de l'eau : elles lubréfient les gouttes-roses, les érosions des bronches ; ce qui les rend salutaires dans plusieurs affections des poumons.

La flamme est un brasier des molécules carboniques ; mais comme il y a deux matières combustibles, il y a deux modifications dans le carbone. Le charbon de bois est fixe, sa flamme est peu développée à raison de sa fixité, le calorique qui s'en dégage n'entraîne qu'à une très-petite distance, les molécules enflammées. Les résines contiennent un carbone très-divisé, par-là très-volatil, qui s'élève avec la flamme, et se répand au loin dans l'atmosphère. Le charbon fixe désoxyde, le charbon volatil ne le peut, à moins qu'on ne l'emploie convenablement. La causticité du calorique provenant de la combustion du carbone fixe, commence lorsque la combustion a détruit toutes les molécules carboniques, et lorsque le calorique est resté allié à un principe caustique de la nature des oxydes; car s'il conservait du carbone, loin d'être irritant, il serait calmant. Ainsi, le fluide qui résulte de la combustion du carbone fixe, est un caustique, et celui qui résulte de la combustion des résines est un carbone volatil lubréfiant.

Le fluide électrique, oxydant et désoxydant, doit posséder les élémens de l'oxydation et de la désoxydation. L'oxydation ne pouvant se faire que par l'oxyde, et la désoxydation exigeant du carbone, le fluide électrique est nécessairement composé du fluide oxydant ou de l'oxyde lumineux, électricité vitrée, positive, et du fluide désoxydant ou du carbone lumineux, électricité résineuse, négative. Toutes les calcinations et revivifications des métaux sont dues, d'après cela, à l'électricité.

Le charbon de bois a donc deux propriétés contraires, celle d'oxyder et celle de désoxyder ; quand un oxyde métallique est mêlé à du charbon, celui-ci lui transmet le carbone nécessaire pour sa revivification avant que la combustion l'ait pu consommer ; mais si le calorique du même charbon frappe un métal à une certaine distance, à travers un vaisseau, alors dépouillé de carbone, il oxyde ce métal. S'il n'y avait pas un principe oxydant indépendant de l'oxygène, on ne pourrait pas concevoir l'oxydation. Il en est de même pour la désoxydation ; si le fluide électrique ne possédait pas un carbone subtil, il ne revivifierait pas les métaux. L'oxyde électrique est l'oxyde par excellence, c'est par lui que toute oxydation s'opère, et l'oxygène n'alimente la combustion, et ne coopère à l'oxydation que par l'oxyde électrique; il est lui-même un oxyde adouci par la lumière ; il est bon d'observer en passant que certains élémens de la lumière sont très-pesans, et peut-être n'y a-t-il qu'eux qui le soient, plusieurs phénomènes et expériences semblent le prouver : c'est à la lumière que les oxydes absorbent, qu'ils doivent leurs brillantes couleurs et l'excès de leur pesanteur sur les métaux.

Les physiciens redoutent les hypothèses, parce qu'ils craignent qu'elles nuisent aux progrès de la science; et cependant la physique reconnaît des lois qui ne sont pas autre chose. Le gaz acide carbonique asphyxie : on ne peut douter de cette vérité, plusieurs événemens malheureux ont appris que ce gaz avait été funeste à ceux qui s'étaient introduits dans les lieux ordinairement peu aérés où fermentaient des cuves de vendanges; mais parce que l'acide carbonique remplissant un lieu souterrain tel qu'une cave, asphyxie les imprudens qui y pénètrent alors, s'ensuit-il qu'un appartement élevé où on brûle de la braise, doive être funeste aussi par le gaz acide carbonique qui se dégage de la combustion ? J'avoue que cela paraît vraisemblable : et néanmoins en examinant avec discernement les causes de la mort dans les caves, et de celle qui a lieu dans l'appartement où on brûle de la braise, on se convaincra que la mort est causée dans les caves par une suffocation, et dans l'appartement par une apoplexie, que dans les caves elle est indubitablement due au gaz acide carbonique, et que dans l'appartement elle est due à l'oxyde. Cela est si vrai, que des trois individus dont les journaux parlaient dernièrement, une cuisinière, un enfant, une bonne enfermés dans une chambre vaste où une poële de braise s'est rallumée, il n'y a eu que la bonne trouvée par terre qui ne soit pas périe. Dans une maison qui m'appartient, une fille voulant se suicider, boucha la cheminée de sa chambre, et après avoir bu plusieurs verres d'eau-de-vie, alluma deux boisseaux de charbon dans une chaudière, au milieu de cette chambre qui est très-petite. On fut averti du danger de cette fille, par un fort râle. On ne voulut pas enfoncer la porte, sans que la mère, qui demeurait à peu de distance, fût arrivée. Lorsque la porte eut été forcée, il sortit des exhalaisons si chaudes, qu'elles firent reculer ceux qui lui portaient du secours. Tout le charbon était enflammé ; la flamme s'élevait jusqu'au plancher. La fille avait la tête sur le carreau, auprès de la braise, et les jambes dans le lit ; elle avait conservé sa connaissance. Je la fis conduire à l'hopice d'Arpajon, dont je suis le médecin : je l'ai gardée environ un mois, sans que je me sois aperçu qu'elle ait éprouvé aucune suite de l'action du charbon. Elle fut mise à la Salpétrière, où elle a passé plusieurs mois, parce que témoignant tous les jours le regret de n'avoir pas consommé son suicide, on crut prudent de la placer en un lieu de sureté. Elle desirait se donner la mort, me disait-elle, à cause qu'une maladie lépreuse qui était incurable, la mettait hors d'état de ne jamais pouvoir gagner sa vie.

Les exemples que je viens de rapporter, nous apprendrons par l'analyse des effets du méphytisme du charbon en combustion, sur ceux qui en ont subi l'action, quelle est la vapeur méphytique carbonique. Des trois individus dont il est parlé dans les journaux, le seul qui ait échappé à l'action délétère de la braise, est celui qui était par terre: cependant c'est celui qui aurait dû périr de *préférence ;* car le gaz acide carbonique étant plus pesant que l'air atmosphérique, il devait être en plus grande quantité dans la partie la plus basse de la chambre, qu'au niveau du lit; et il arrive toujours que de ceux qui sont exposés à la vapeur du charbon, ce sont ceux qui sont les plus élevés qui en sont plus tôt et plus sûrement les victimes. Il suivrait de-là que la vapeur délétère du charbon en combustion, est plus légère que le gaz acide carbonique et que l'air atmosphérique.

La poële qui occasionna l'évènement funeste consigné récemment dans les journaux; pouvait contenir deux ou trois livres de braise, deux ou trois livres de braise brûlant dans une grande chambre dont les portes, quoique bien closes, laissaient échapper une partie d'acide carbonique, n'ont pas pu fournir une assez grande quantité de cet acide, pour asphyxier. Dans les caves il ne s'en perd point, et la fermentation vineuse en produit bien autrement qu'une couple de livres de braise. Il faut nécessairement avoir recours à une autre cause, pour découvrir la vapeur qui donne la mort aux personnes enfermées dans un lieu où il brûle du charbon. Au surplus, les exhalaisons délétères fournies par le charbon, ne ralentissent pas sa combustion, et on sait que les gaz méphytiques empêchent de respirer, éteignent le feu.

Les repasseuses brûlent plusieurs boisseaux de charbon par jour, sans qu'elles en soient incommodées, pourvu qu'elles aient la précaution de placer leurs fourneaux dans une cheminée. Le gaz acide carbonique dilaté par la chaleur sort par la cheminée ; il s'en dissémine si peu dans le bas de l'appartement, qu'il n'y rend pas sa présence sensible.

Les deux boisseaux de charbon embrâsé, répandant une chaleur insupportable pour les personnes qui furent secourir la fille qui occupait une petite chambre dans ma maison, auraient été bien mieux en état de produire assez de gaz acide carbonique pour l'asphyxier subiement, que la poële n'aurait pu le faire dans une vaste chambre pour suffoquer trois individus : cependant cette fille râla. Un noyé peut-il râler? car être asphyxié par le gaz acide carbonique ou par l'eau, c'est la même chose. La situation de cette fille rendait l'asphyxie plus prompte et plus sûre, et nonobstant le concours de toutes les circonstances qui auraient dû hâter sa suffocation, à peine éprouva-t-elle un mal-aise, après qu'on eût eu donné issue aux vapeurs ardentes et mortelles qui remplissaient la chambre. Ici la quantité de gaz acide était considérable, et celle du fluide délétère n'était pas moindre. Comment a-t-elle pu résister à cette double cause de mort ? Quant au gaz, parce qu'il paraît qu'il ne s'en dégage jamais assez dans les appartemens pour asphyxier ; quant au fluide délétère, parce que cette fille étant lépreuse, elle etait moins irritable que les personnes saines, et moins encore que les sanguines et apoplectiques, lesquelles sont l'opposé des ladres, c'est-à-dire, très-irritables.

Si ce n'est pas l'acide carbonique qui tue les animaux enfermés dans un lieu où on brûle du charbon, il faut attribuer leur mort à l'oxyde vitré ou *pyrogène*. Celui-ci s'élève au-dessus de la flamme, et il se répand avec le calorique dans tout l'appartement, plutôt en haut qu'en bas.

Pour prévenir les effets funestes du charbon, on jetera de temps à autre quelques pincées de résine en poudre, ou tout autre parfum résineux, matières dont la fumée énerve la causticité de l'oxyde carbonique. Ce faible moyen ne préserverait pas du méphytisme des caves, parce qu'il est uniquement l'effet du gaz acide carbonique.

L'eau acquiert la propriété du fluide dont elle est saturée par le calorique; si elle l'est par l'oxyde vitré, elle est légèrement émétique; si elle l'est par le carbone lumineux, elle remédie au vomissement morbifique, et elle est laxative. On obtient ces effets contraires en chauffant l'eau dans des vaisseaux avec du charbon de bois, et en la chauffant à nu avec du charbon de terre, des résines.

CHAPITRE V.

Systême de Thermalité.

La physique ne possède pas encore une explication satisfaisante de la cause de la chaleur des eaux thermales, applicable à toutes. Les pyrites peuvent et doivent en échauffer temporairement quelques-unes; les feux souterrains, alimentés par les bitumes, le charbon de terre, l'hydrogène, et les volcans, en chauffent quelques autres; mais la décomposition des pyrites, la combustion souterraine, ne sont pas permanentes. Pour entretenir les eaux thermales à la température qu'elles ont depuis qu'elles sont connues, il aurait fallu qu'il se fût décomposé une masse de pyrites plus grosse que le globe; de même il aurait fallu une quantité de combustibles, sinon égale à la terre, du moins de la moitié ou du tiers de son volume, ce qui aurait laissé des vides immenses dans son intérieur. D'ailleurs les feux souterrains s'éteignent quand les matières combustibles sont épuisées, et la chaleur des eaux thermales est constante, en général, depuis un nombre infini de siècles. Leur température dépend, selon les apparences, d'une loi invariable qui est inhérente à l'existence de la terre. Le calorique ne se communique aux eaux thermales, ni par l'embrâsement des combustibles minéraux, ni par une crise des entrailles de la terre qui ne pouvant être que passagère, ne procurerait que des eaux thermales temporaires.

Il y a en conséquence, d'après la durée de la thermalité, deux espèces de sources; celles des eaux thermales temporaires et celles des permanentes. On n'a pas encore assigné des raisons satisfaisantes à l'origine et à la durée de la chaleur des eaux thermales permanentes. Nous allons tâcher de suppléer au silence des physiciens, sur la cause d'un phénomène aussi important pour la physique et pour la médecine.

§. I.er *Du Dégel.*

Le dégel rend la fluidité à la glace, et la mollesse aux corps durcis par la gelée. Pour produire un dégel artificiel, on mêle une livre de glace avec une livre d'eau à 60 degrés, la fusion se fait spontanément, et la température du mélange ne s'élève pas au-dessus de zéro. L'explication de ce phénomène nous conduira à découvrir la cause de la chaleur des eaux thermales, et indubitablement le principe auquel ces eaux doivent leurs propriétés médicinales.

Le dégel a lieu de trois manières : 1.° par la chaleur directe du soleil pendant que le temps est clair. Ce dégel n'est très-souvent que partiel, car lorsque les rayons solaires fondent la glace sur laquelle ils frappent, il gèle à l'ombre. Ce dégel est successif, parce que le soleil, par la révolution de la terre, est dirigé sur différens points qui sont bientôt cachés dans l'ombre des objets qui interceptent ses rayons. 2.° Le dégel qui accompagne la pluie ; l'eau de la pluie, ne produit pas seule le dégel, puisqu'il faudrait qu'elle eût 60 degrés de chaleur pour opérer une fonte totale, comme cela arrive ordinairement. Ce dégel est dû à l'action d'un brouillard apparent ou invisible, qui est inséparable de la pluie dégelante. 3.° Le dégel avec brouillards visibles ou invisibles.

Si le séjour du soleil sur l'horizon, ni la pluie pendant l'hiver, ne peuvent liquéfier la glace, cette liquéfaction ne doit être attribuée qu'aux brouillards visibles ou invisibles.

Il n'y a donc que les brouillards qui triomphent de la congélation; cela est si certain, que quand il règne des brouillards pendant les hivers les plus rigoureux, non-seulement il ne gèle pas, mais encore il dégèle. Les jardiniers préservent leurs arbres de la gelée, par des fumigations. Les fumigations sont des vapeurs humides semblables aux brumes qui dégèlent. Il est incontestable que même lorsqu'il dégèle pendant la pluie, la fusion de la glace est due aux brouillards qui portaient l'eau sous forme de nuages, ou aux portions de nuages qu'elle entraîne avec elle. Quand la pluie tombe sans ces brouillards sur la terre gelée, elle se congèle aussitôt par le froid du sol, et forme du verglas. Il en est de même pour l'eau provenant de la fonte de la glace par le soleil, si elle coule sur la terre gelée. Ainsi toutes les fois que la brume de dégel manque, le dégel n'est que partiel, et il cesse tout-à-fait aux lieux que les rayons du soleil quittent; elle seule est l'agent du dégel général; elle seule empêche la congélation pendant l'hiver, dans les régions du Nord. La brume de dégel a souvent l'odeur du fluide électrique résineux. Ce principe est absorbé par les liquides congelés; c'est un effet contraire à celui de l'éther ou autres liquides volatilisés, qui s'emparent du calorique qui tient l'eau liquide, et la congèlent en emportant la somme de calorique nécessaire à sa liquéfaction (1).

Pour fondre 1 livre de glace, il faut 1 livre

---

(1) Comme tout ceci doit être démontré par le calcul, et que ce calcul ne peut être basé que sur la graduation du thermomètre, les degrés au-dessous de zéro ne marquant pas la négation du calorique, mais sa diminution, il est indispensable de faire du degré de congélation de l'eau, marquant zéro dans le thermomètre français, le point moyen. Ainsi dans le thermomètre de Réaumur, il y aurait 80 degrés depuis la congélation de l'eau jusqu'au degré de l'eau bouillante, et 80 degrés au-dessous; ce qui ferait 160 degrés positifs. Pour le thermomètre centigrade, on ajouterait 100 degrés au-dessous de la congélation de l'eau; ce qui ferait 200 degrés positifs, ou 100 degrés si on voulait réduire deux degrés à un.

d'eau à 60 degrés de chaleur, et cependant le brouillard n'a tout au plus que 9 à 10 degrés de chaleur : comment est-il possible que ce brouillard fonde la glace? Le voici : une livre de glace d'un pouce d'épaisseur, présente une surface d'environ vingt-cinq pouces. Une colonne de brouillard de vingt-cinq pouces de base, repose sur la livre de glace : comme le brouillard est à-peu-près 800 fois moins dense que l'eau, il faut 800 fois 25 pouces = 20,000 pouces cubes de brouillard pour égaler le poids d'une livre d'eau. Le brouillard ayant 10 degrés de chaleur, si les 20,000 pouces sont ramenés à la densité de l'eau, ils seront réduits à 25 pouces. 20,000 pouces à 10 degrés donneront une température de 10 degrés multipliés par 20,000 = 200,000, divisés par 25 = 8,000 degrés. Mais il ne faut que 60 degrés à une livre d'eau pour fondre une livre de glace; il y a donc un excédent de 7,910 degrés. Il n'est pas nécessaire d'après ce calcul, d'une livre de brouillard concentré en eau pour fondre une livre de glace. 60 degrés étant environ la 133.me partie et tiers de 8,000 degrés, cette supputation donne 150 pouces à 10 degrés; ce qui réduit à-peu-près à 27 grains la somme de brouillard absorbée par une livre de glace, pour la rendre fluide.

On ajouterait une quantité infinie de liquide

à un autre qui aurait la même température et la même densité, sans augmenter leur chaleur; mais dès qu'il y a une différence dans la densité des deux corps qu'on mêle, la proportion du calorique éprouve des variations, si surtout le corps prend une consistance plus forte qu'avant le mélange; alors il y a une augmentation de chaleur à raison de la température du corps condensé et de sa condensation dans le mélange.

§. II. *Sources d'Eaux thermales et Volcans.*

La décomposition des pyrites, les feux souterrains et les volcans, n'étant pas la cause de la chaleur des eaux thermales anciennes et permanentes, l'agent qui leur transmet le calorique doit être le même que celui qui fond la neige et la glace, les brouillards souterrains. Ceci est si certain, que la terre recèle beaucoup de vapeurs dont l'odeur ne diffère point des brumes aériennes. Les brouillards, les nuages semblent être formés dans les entrailles de la terre, d'où ils s'élèvent dans l'atmosphère pour la production de plusieurs phénomènes météoriques. En 1783, l'éruption du Vésuve, au mois de mars, répandit un épais brouillard d'une odeur sulfureuse, qui s'étendit de proche en proche jusqu'à l'extrémité de l'Europe, et ne se dissipa que plusieurs mois après. Cette année fut très-orageuse.

Il en sort de pareils des bouches et des conduits des eaux thermales; dans toutes les saisons, leur surface en est couverte; ils exhalent la même odeur que les brumes du Vésuve. Non-seulement ces brouillards souterrains chauffent les eaux thermales, mais encore ils embrâsent les matières volcaniques. Le calcul parlera plus sûrement à la raison, que la peinture de ces terriblescrises de la nature ne pourrait le faire à l'imagination.

Les brumes qui remplissent les excavations et les abîmes souterrains où se réunissent les élémens de leur éternelle reproduction, ont souvent une température fort élevée; mais ne leur accordons que la température des caves, 12 degrés; 800 pouces cubes de ces brouillards concentrés, donnent un pouce d'eau cumulant dans lui seul, les 12 degrés de chaleur de chaque pouce des 800 pouces cubes. Ce pouce d'eau réunissant à lui seul les douze degrés de chaleur de chaque pouce des 800 pouces dilatés en brouillard, aura 800 multipliés par 12 degrés = 9,600 degrés de chaleur. Si ce pouce d'eau se mêle à 200 pouces d'eau qui se trouvent dans le souterrain où règnent 12 degrés de chaleur, le calorique du pouce d'eau concentrée communiquera aux 200 pouces la température de 47 degrés ; car 9,600 degrés + 12 degrés = 9,612 degrés, et divisés par 200 + 1 = 47 degrés et des fractions. C'est précisément la température des meilleures eaux thermales de France. Ainsi pour thermaliser une eau souterraine, il n'est besoin que de la 200.me partie de l'eau thermale, ou brouillard réduit.

Mais si l'eau, au lieu d'absorber la 200.me partie de sa masse, absorbait une masse égale à la sienne, de brouillard, la température du mélange sera de la moitié de la température des deux masses. La chaleur de 200 pouces d'un brouillard ayant 12 degrés, amené à la consistance de l'eau, sera de 9,600 degrés. Les 200 pouces d'eau souterraine ont 12 degrés de chaleur, 9,600 degrés + 12 = 9,612 degrés : le calorique se répandant uniformément dans un liquide homogène, l'eau prendra la moitié du calorique du brouillard concentré = 4,806 degrés, ou température volcanique ; car il est impossible qu'il existe une si grande chaleur sans qu'il y ait un embrâsement. Ici toutes les conditions se trouvent réunies ; le brouillard porte dans l'eau volcanique le fluide résineux. Bien loin que l'eau soit un obstacle à l'inflammation du fluide résineux, elle l'accroît et l'accélère.

Comme la combustion du volcan n'est pas continuelle, le dégagement du brouillard minéral qui y donne lieu, et l'existence de l'eau qui l'absorbe, ne sont probablement que passagères, mais susceptibles de se reproduire. Il est des temps où les eaux sont plus ou moins abondantes: toutes les sources et les amas d'eau éprouvent des variations dans leur volume; cela doit arriver de même pour les eaux volcaniques; de manière que si la proportion de cette eau, au lieu d'être de 2 à 2 de brouillard, était de 100 à 1 de brouillard, le résultat ne serait plus une eau inflammable, mais une eau thermale, telle qu'on en voit au voisinage des volcans. Ce qui vient d'être dit pour l'eau, s'applique bien mieux aux pyrophores et aux pyrites.

Notre calcul ne serait qu'hypothétique, si l'expérience ne confirmait les données qui lui servent de base, et si elles ne reposaient pas sur des faits constans et faciles à vérifier. Non-seulement l'augmentation de chaleur par la concentration des gaz thermantiques, se démontre par des expériences, mais encore par des établissemens pour la filature de cocons, connus sous le nom de tirages à la Gensoul, leur inventeur. Ils consistent à plusieurs bassines disposées sur deux lignes, contenant de l'eau froide, chauffées par la vapeur que leur départ une chaudière placée sur un fourneau, par des tuyaux qui plongent dans chacune d'elle. Quand l'eau est assez chaude, on intercepte les vapeurs par un robinet. La vapeur de l'eau bouillante n'a qu'une chaleur de 35 à 40 degrés, et même à son introduction dans les bassines, elle n'a le plus souvent que 30 degrés, parce qu'elle doit perdre de 5 à 10 degrés dans le trajet de la chaudière aux bassines; et cependant cette vapeur échauffe l'eau qu'elles contiennent, jusqu'au degré de l'ébullition. Cela ne peut arriver que par la condensation des vapeurs: cette condensation produirait une plus grande chaleur dans l'eau des bassines, si l'évaporation ne la débarrassait de l'excès de calorique, de sorte que si l'on voulait augmenter la chaleur jusqu'au degré de la fusion de l'argent ou de l'or, il faudrait empêcher l'expansion de l'eau; ce qui a lieu dans les entrailles de la terre pour l'embrâsement des matières volcaniques par l'absorption des brumes minérales, par les pyrophores minéraux. Lorsque la force expansive est supérieure à la puissance de compression, celle-ci soulève les masses comprimantes et se fait jour par les cratères, c'est-à-dire, il se fait une éruption; peut-être aussi par le seul embrâsement.

Le briquet pneumatique allume l'amadou par la compression de l'air atmosphérique ou celle de l'oxygène pur. Ce phénomène ne s'opère cependant pas de même que le dégel et le chauffage de l'eau par l'appareil Gensoul. Les parties de l'oxygène, dans cette expérience, ne sont pas rapprochées par l'absorption, mais désaggrégées par une puissance mécanique. L'hydrogène ne produit pas le même effet : cela vient de ce que l'oxyde de l'oxygène frotté dans un tube qui réunit les conditions nécessaires pour la détonnation de l'oxyde vitré, et qu'il faudrait un tout autre appareil, pour l'inflammation de l'hydrogène.

CHAPITRE VI.

Du Gaz thermal.

L'EAU chauffée par les hommes, même jusqu'au degré de l'ébullition, n'est surmontée que par des vapeurs légères, peu odorantes, tandis que les eaux thermales sont toujours accompagnées d'épaisses vapeurs exhalant une forte odeur bitumineuse. Elles s'échappent avec elles de leurs sources, remplissent les cavernes et les canaux souterrains qu'elles parcourent. Il s'en élève une plus grande quantité des eaux thermales à

26 degrés, telles que celles d'Aix en Provence, que de l'eau bouillante ; il se dégage de celle-ci un gaz aqueux, vitré, qui se dissipe à l'instant.

Les vapeurs thermales ont une odeur semblable à celle de l'eau thermale avec laquelle elles circulent. Leur odeur, pour la plupart, a beaucoup d'analogie avec celle du fluide électrique résineux. Il en est qui sentent le sulfure alcalin : c'est encore une odeur qui se rapporte à un fluide de la même nature. Ces vapeurs qui existent avec toutes les eaux thermales, semblent une condition sans laquelle ces eaux ne seraient pas chaudes. Si elles sont nécessaires pour produire la chaleur des eaux thermales, elles seraient, dans ce cas, un gaz thermantique. Comme par l'analyse chimique, on ne trouve dans les eaux thermales ni gaz particulier, ni les élémens d'un tel être, on n'a pas même soupçonné son existence. Cependant l'eau thermale est chaude, et elle a une odeur pareille aux vapeurs qui la suivent dans les grottes et cavernes où elles passent et séjournent. Il faut bien que ces vapeurs entrent pour quelque chose dans leur minéralisation.

D'ailleurs presque toutes les eaux minérales contiennent quelque espèce de gaz. Il y a une classe très-nombreuse d'eaux gazeuses. On s'empare aujourd'hui aisément de leur gaz par des procédés commodes, ce qui n'avait pas été fait avant Venel. On ignorait aussi avant lui que les gaz minéralisaient une nombreuse classe d'eaux. Depuis la découverte de Venel, qui ne date guères que d'un demi-siècle, les gaz ont été maniés par les chimistes comme les corps les plus solides, parce que les gaz connus ne sont que mêlés, non combinés à l'eau. Il n'en est pas de même pour le gaz thermal : l'eau s'en sature, et les vapeurs qui se voient au-dessus ne sont que la portion de ce gaz que quelques obstacles ont empêché de s'y combiner, ou qu'il n'a pas eu des circonstances favorables à son entière combinaison.

Si les eaux thermales doivent leur chaleur à un gaz particulier absorbé par ces eaux, pourquoi l'analyse n'y découvre-t-elle pas les élémens de ce gaz? Parce que l'analyse a négligé de tenir compte du calorique et de l'arôme des eaux thermales. Leurs propriétés médicales indiquent pour leur minéralisation un fluide résineux, qui est identique avec le fluide électrique résineux. Ainsi le gaz thermal est composé d'eau tenue sous forme de vapeurs par le calorique, et d'un fluide résineux. Les élémens de ce gaz ne sauraient être extraits par les moyens analytiques de la chimie, dans l'état actuel de la science. L'eau se confond avec l'eau; et ce ne serait que par l'augmentation de son poids qu'on pourrait apprécier la quantité qui a été absorbée. Mais les physiciens sont dans l'impossibilité de vérifier cette absorption pour les eaux naturelles. Le calorique ne paraît pas être gravique : l'élément résineux l'est certainement; mais étant dans l'eau thermale avec le caractère fluide, son poids est infiniment petit; l'eau est au gaz comme 1 est à 800; peut-être le gaz est au fluide comme 1 est à 1000 ou 10,000. Cependant les fluides électriques doivent avoir un poids plus grand, car ils oxydent les métaux. Quoiqu'il en soit, un arôme semblable à celui du gaz thermal se fait sentir dans l'eau thermale. Il est indubitable qu'il y aura été transmis par lui, plutôt que le gaz ne l'ait reçu d'elle. L'eau, de sa nature, n'a point d'odeur, et les brumes et brouillards ont ordinairement une odeur pareille. L'arôme thermal est donc inhérent au brouillard minéral : c'est par conséquent lui qui minéralise l'eau thermale.

Il y a des eaux minéralisées par l'acide carbonique, par l'hydrogène, gaz incombinables à l'eau; il est naturel qu'il y en ait qui se combinent avec elle, et le thermal est de cette espèce.

Les eaux thermales peuvent être des eaux

gazeuses; quoiqu'il ne s'en dégage pas les mêmes gaz qui se trouvent dans les eaux minérales froides. Elles diffèrent de celles-ci en ce que le gaz thermal s'identifie avec les thermales, et y accumule son calorique; au lieu que les gaz, dans celles qu'on appelle gazeuses, s'y conservent sous leur forme aérienne : le mouvement et la chaleur suffisent pour les leur enlever.

D'où vient le gaz thermal? comment se forme-t-il? Quoiqu'on ne puisse pas résoudre ces problêmes par des expériences directes, on ne peut nier l'existence et la permanence des gaz acide carbonique et hydrogène qui se rencontrent dans beaucoup d'eaux minérales. Si depuis un temps immémorial, l'eau de plusieurs sources entraîne avec elle du gaz acide carbonique, le gaz thermal ne doit-il pas trouver, à plus forte raison, les élémens de sa reproduction, lui qui est formé d'eau, de calorique et de fluide résineux, toutes substances qui sont en énorme quantité dans les entrailles de la terre où elles se renouvellent par les matières que les eaux des pluies, de neige, charrient à travers les terres?

Tout ce qui sort de l'intérieur de la terre y est remplacé par les matériaux qui s'élaborent continuellement à sa surface, et le soleil répare journellement ces pertes. J'ai fait voir ailleurs que dans la distillation, au moyen d'un diaphragme qui soutient les ingrédiens colorans, les arômes vont se rendre toujours incolorés dans le récipient, et que les parties colorantes d'une certaine nature se précipitent dans la cucurbite. Les couleurs des corps terrestres sont toutes dues à des combinaisons de la lumière. Si ces couleurs sont dues à la lumière, ce fluide doit avoir quelques-uns de ses rayons graviques; car outre la précipitation des parties colorantes par la distillation descendante, il coopère à l'oxydation qui ne s'opère que par une augmentation du poids du métal oxydé. On voit la lumière se darder du soleil sur la terre; mais dans aucun cas, elle ne remonte au soleil : quelques portions de rayon seulement se combinent avec les nuages, mais ces météores ne dépassent pas l'atmosphère terrestre. Si continuellement le soleil envoie sur la terre une matière pesante, quoique très-subtile, sa masse et son volume doivent s'accroître. C'est ce qui sera indubitable pour ceux qui exploreront le globe sans prévention. Ils verront les alluvions, les atterrissemens reculer les rivages de la mer, relever son lit et celui des rivières, l'orseil et autres lichens pétrés s'incruster sur les rochers et les grossir par leurs générations successives. Ils rencontreront par-tout des couches formées par la destruction des substances organiques, et sur quelques montagnes seulement où les hommes ont détruit les bois qui les ombrageaient, ils apercevront que les eaux ont enlevé l'humus, le terreau qui s'étaient accumulés à leur surface pendant quelques siècles; mais quelques siècles suffiront encore, pour que le soleil leur redonne une couche égale à celle dont elles ont été dépouillées.

Cette accumulation des matières organiques fournies primordialement aux êtres vivans par les rayons lumineux, s'insinue dans l'intérieur de la terre par la filtration, et fournit continuellement les matériaux nécessaires à la reproduction du gaz thermal, de l'acide carbonique, de l'hydrogène. L'eau de la mer pénètre aussi dans des matrices qui la font concourir à la production de ces minéralisateurs. L'ordre, le nombre et la proportion des rayons de lumière constituent l'essence de tous les corps sublunaires, et même probablement de toute la création.

CHAPITRE VII.

Du Pyrogène, ou Causticum, acidum pingue *de Mayer.*

La respiration étant volontaire et involontaire, la somme de calorique que l'homme absorbe par cette voie, échappe au calcul. Cependant c'est un des moindres obstacles de ceux qui s'opposent à ce qu'on puisse faire une supputation précise de cette absorption de l'oxygène, car on est parvenu à la fixer à environ 360 pouces cubes dans une heure pour un homme bien portant; mais on ne sait comment et pour quelle cause s'opère cette absorption, ni quelle densité prend l'oxygène concentré dans l'inspiration. Il est probable qu'elle est aussi grande que dans les oxydes, sans cela la petite quantité d'oxygène absorbé ne suffirait pas pour réparer la soustraction continuelle du calorique par la transpiration insensible. Ce n'est guère jusqu'à présent que par elle qu'on peut juger de la somme du calorique que l'oxygène peut fournir à l'homme, tant par la respiration que par l'exercice, car le mouvement procure autant et souvent plus de calorique que la respiration; au surplus, dans l'exercice comme dans la respiration, c'est également le frottement qui communique la chaleur, ce qui sera démontré ci-après. Le principal obstacle qui empêche de pouvoir apprécier le calorique acquis à l'animal par la respiration, est la difficulté de savoir si la température de l'oxygène influe sur l'intensité du calorique transmis, comme cela a lieu pour le gaz thermal. Il paraît qu'il se dégage de l'oxygène toujours à un degré pyrométrique, au lieu que le gaz thermal ne transmet le calorique qu'en proportion de sa concentration. Cette différence assigne à l'oxygène un caractère qui nous dévoilera une de ses propriétés, qu'on a méconnue jusqu'aujourd'hui, et qui est précisément la cause que la transmission de son calorique au sang ne peut se prêter au calcul.

L'oxygène alimente la flamme, donne et entretient la chaleur animale, et oxyde les métaux. D'un côté il organise, de l'autre côté il désorganise ; à quoi doit-il ces propriétés opposées? au frottement : lorsque l'oxygène l'éprouve sur les corps humectés ou lubréfiés, il n'abandonne qu'une somme de calorique proportionnée au frottement et à la matière humide qui défend les organes d'une sécheresse incendescente. Lorsque le frottement n'est énervé par aucune humidité, il dénature les corps par leur incandescence, leur calcination et leur combustion.

Par exemple, un briquet frappe une pierre à feu tranchante : tout l'oxygène, qui est frotté par la percussion du briquet sur le caillou, se porte sur des parcelles d'acier que le caillou détache du briquet, et les enflamme; si elles tombent ainsi embrasées sur l'amadou, elles l'allument. Cet effet est plus simple dans le briquet pneumatique; le piston, en comprimant l'air atmosphérique, frotte fortement une portion d'oxygène isolée dans un tube, ce gaz abandonne son pyrogène à l'amadou mis au fond de ce tube, et l'allume.

L'électricité positive ou vitrée ne se produit pas d'une autre manière. Le frottement du plateau ou de la glace appelle le calorique mêlé dans l'oxygène à la lumière oxydante, sur le verre : ce double fluide, par sa communication au réservoir commun, soutire le fluide terrestre ou magnétique, qui est très-bien conduit par l'eau et les métaux. Ce fluide se combine certainement avec le fluide électrique, parce que la foudre fait varier la boussole, et parce que le frottement, la percussion aimantent l'acier. L'aimant se comporte différemment avec le fer qu'avec les autres métaux, apparemment par son caractère résineux; la polarité de ce métal aimanté vient aussi probablement de la propriété électrique des résines.

On me reprochera de multiplier les élémens du fluide électrique qui est regardé comme un être simple. Tous ces élémens tombent sous nos sens au point de ne pouvoir les méconnaître ; il me semble qu'on est forcé d'admettre l'existence des objets qui nous frappent d'une manière si évidente. L'arôme, la lumière, le calorique et le magnétisme ne sont pas un problême ; ne faut-il pas que tous ces fluides, sensibles à nos différens organes, entrent dans son essence ?

Les corps solides sont très-composés : pourquoi voudrait-on que les fluides, qui par leur nature sont mieux disposés pour la combinaison, fussent purs. L'eau, qui est un moins bon dissolvant qu'eux, n'est jamais pure. Si la lumière est composée de sept rayons, le fluide électrique qui réunit à lui seul, lumière, odeur, feu et magnétisme, doit être un assemblage au moins de trois rayons : encore faut-il supposer que le rayon de lumière oxydant soit unique, ce qui est peu probable ; car les oxydes sont de diverses couleurs, toutes très-vives et très-tranchantes ; ces couleurs ne sont dues et ne peuvent être dues qu'à la lumière.

Le fluide magnétique ou fluide terrestre

passe à travers tous les corps, excepté le fer, il est le seul métal résineux que je connaisse. Il a une affinité particulière pour ce fluide....

Dans la charge d'une bouteille de Leyde, le côté positif a reçu le pyrogène ou le rayon lumineux oxydant, le calorique et le fluide terrestre magnétique; ce dernier se porte à travers le verre sur la surface négative, où est accumulé le rayon lumineux résineux ou fluide combustible; quand les deux faces de la bouteille communiquent ensemble par un conducteur, le pyrogène du côté positif enflamme le fluide combustible du côté négatif; cela a lieu par le frottement: ces deux charges se pénétrant spontanément, il s'opère un froissement qui produit la détonnation.

La combustion s'exécute de même par le seul frottement. Le pyrogène de l'oxygène enflamme par une agitation, quelquefois apparente, quelquefois inaperçue, les matières combustibles plus ou moins rapidement, selon que le frottement de l'oxygène est plus ou moins fort et prompt. Le feu que l'on souffle brûle avec activité, non parce qu'on lui fournit abondamment de l'oxygène, mais parce que l'oxygène frottant contre les charbons embrasés, accroît l'embrasement par l'insufflation à raison de ce frottement. Un incendie se propage d'autant plus rapidement qu'il règne un plus grand vent. La flamme est dans un mouvement continuel; elle entretient, elle accélère par ses ondulations la combustion; tandis qu'un charbon recouvert de cendre qui intercepte le contact de l'oxygène vacillant, se conserve sans se consumer des nuits entières; d'où je conclus que point de mouvement, point de combustion.

La combustion dans l'oxygène pur se fait de même par le frottement; on ne peut introduire le feu dans la cloche sans mouvoir la portion d'oxygène que ce feu y rencontre; la flamme qui s'élève, remplit bientôt, par un mouvement rapide, toute la capacité de la cloche; et l'effervescence ne cesse que lorsque l'oxygène ou le combustible est détruit. L'hydrogène et l'oxygène, enfermés dans un vaisseau de verre en proportion convenable, détonnent par l'introduction d'une étincelle électrique dans ce mélange. L'étincelle est du carbone embrasé qui pénètre l'oxygène, le frotte rapidement; son pyrogène s'empare du principe combustible de l'hydrogène, et chacun de ces deux gaz abandonne spontanément son calorique et son excès de lumière, et il n'en reste dans le résidu de cette combustion, qui est de l'eau, que la quantité suffisante pour sa transparence; car les corps transparens sont tels par la grande quantité de lumière qui entre dans leur composition.

Le fluide électrique, qui est le seul agent de la combustion, de l'oxydation, de la désoxydation, de la respiration, est du phlogistique et du pyrogène. Le mot phlogistique, proscrit par la théorie lavoisienne, sera mal accueilli, mais la vérité triomphera insensiblement des préjugés. Quelque préoccupés que soient ceux qui rejetent le phlogistique, ils ne méconnaîtront pas l'existence d'une matière inflammable dans l'électricité; elle brûle, elle fond les métaux ; et le pyrogène les calcine.

Le phlogistique est laxatif dans les eaux thermales, le pyrogène est émétique dans l'eau tiédie dans nos foyers. Les métaux qui sont solubles dans les humeurs , sont purgatifs par leur phlogistique, et leurs oxydes sont des violens émétiques par le pyrogène qu'ils contiennent, excepté ceux du fer, métal résineux qui s'oxyde sans le concours du pyrogène, car il est oxydé, mais non pyrogéné. Il s'ensuit de-là qu'il n'y a que les matières pyrogénées qui soient caustiques ou émétiques. Les médicamens purgatifs doivent donc cette propriété à une résine, et les émétiques à leur causticité ou au pyrogène; les éméto-cathartiques possèdent en conséquence l'un et l'autre principes.

Il arrive quelquefois qu'un émétique devient purgatif, et qu'un purgatif fait vomir. Cela provient de ce que dans l'estomac ou les entrailles du sujet, le phlogistique ou le pyrogène prédomine. Par exemple, si une personne chez qui une bile concentrée abonde, prend du tartrite antimonié de potasse, au lieu de vomir elle sera très-bien purgée. Si un individu ayant l'estomac surchargé de saburres acides, prend du régule d'antimoine, il vomira plus ou moins. Dans le premier exemple, l'émétique se phlogistique par la résine biliaire; dans le second, l'antimoine se pyrogène par les acides gastriques.

Ce double effet nous rendra raison de ce que le calorique, extrait de l'oxygène par la respiration, uni au pyrogène, se dissipe par la transpiration insensible, avec le caractère résineux. Le pyrogène dans l'inspiration se combine avec le sang; le calorique, arrivant par les vaisseaux capillaires dans le tissu cellulaire et adipeux, se distribue dans la graise où il se phlogistique, et il s'échappe après par les pores inhalans avec un liquide phlogistiqué. Dans les nombreux cas où le fluide électrique négatif devient positif, et où le fluide positif devient négatif, leur métamorphose s'opère par la même substitution que dans les exemples précédens.

CHAPITRE VIII ET DERNIER.

De la Thermalité artificielle.

Le gaz thermal communiquant avec la chaleur aux eaux thermales simples, la vertu laxative et plusieurs autres; pour les transmettre par l'art à l'eau ordinaire, il ne s'agit que d'avoir un appareil par lequel elle soit empreinte directement, du calorique allié au fluide résineux ou phlogistique. J'en décrirai deux propres à produire cet effet, qui sont d'une exécution facile : le premier est un filtre syphon, le second est une tente thermantique.

§. I.er *Filtre syphon, ou Para-fumée à lampes.*

Il se dégage des lampes allumées, de la lumière, du calorique et de la fumée ; la lumière éclaire, le calorique se dissipe sans utilité, et la fumée salit les meubles, l'appartement, et répand souvent une odeur incommode. Pour empêcher qu'elle ne nuise, j'emploie un appareil que je nomme Para-fumée. Il est composé d'une caisse de fer-blanc, portant supérieurement une cuvette, et logeant inférieurement un récipient en forme de tiroir aussi en fer-blanc. La caisse a des dimensions arbitraires ; elle doit descendre lorsqu'elle est en place jusqu'au dessous du niveau de la flamme de la lampe, et s'élever au-dessus de la cheminée de verre du quinquet de 3 ou 5 centimètres. Cette caisse est accrochée au cylindre à huile. Elle a un cadre soudé au haut de la cuvette, qui est de la largeur de la caisse, et qui s'alonge en s'inclinant jusqu'à ce que son extrémité soit un peu plus basse que le fond de la caisse. Cette extrémité est en gouttière. Elle communique au tiroir récipient par un tuyau. On pose sur le cadre une flanelle blanche mouillée, qui se prolonge jusqu'au fond de la cuvette, où elle est retenue par deux pointes courbées en arrière, qu'on engage dans le prolongement de l'étoffe. On tend cette flanelle sur la largeur du cadre par des pointes perpendiculaires ; le para-fumée, ainsi disposé et mis en situation, on remplit la cuvette d'eau. Alors la cheminée du quinquet se trouve au milieu du cadre, et la flamme se dirige sur l'étoffe.

Effets.

Le poids de l'atmosphère force l'eau de la cuvette à parcourir l'étoffe, à aller se rendre dans la gouttière. Tandis qu'elle se répand dans l'étoffe, elle est échauffée par la flamme de la lampe, qui en réduit une partie en vapeurs; le reste continue à suivre le tissu et va tomber dans le récipient; quand celui-ci est plein, on le vide.

La flanelle n'est pas salie par la fumée, et on n'aperçoit aucune tache noire sur les meubles qui avoisinent l'appareil, il paraît que la fumée est entièrement consumée par la combustion.

Si la flamme d'une lampe était dirigée sur un corps dur et sec, à une si petite distance, elle y déposerait de la fumée même davantage que s'il était plus éloigné. Il faut qu'il y ait dans cet appareil une cause qui détruise la fumée par le calorique de la lampe. Cette cause est l'eau volatilisée inférieurement Cette vapeur précipite dans la flamme les parties colorantes qui sont rejetées quand elle brûle librement. Cela a lieu comme dans la distillation descendante que j'ai fait connaître à l'École de Médecine il y a quelques années. Non-seulement par cette appareil la fumée cesse d'être nuisible, mais elle sert encore à alimenter la flamme, car la lumière et le calorique sont accrus de la combustion des molécules noires qui salissent les appartemens, et qui altèrent la salubrité de l'air qu'ils contiennent.

L'étoffe est incombustible parcequ'elle est

mouillée ; aucune matière n'est aussi réfractaire que l'eau, le métal le plus dur serait corrodé avant qu'il y eût un fil de la flanelle de détruit par la flamme.

Si l'on brûle au-dessous de la flanelle de l'essence de térébenthine, de l'huile de petrole, des baumes, ces substances resineuses transmettront à l'eau qui se rend dans le récipient, le même fluide qui minéralise les eaux thermales.

§. II. *Tente thermantique.*

Lorsqu'il sera nécessaire de thermaliser un grand volume d'eau, on substituera au filtre syphon, une simple toile tendue, comme pour les tentes militaires et pour les parapluies.

La tente thermantique doit, ainsi que la tente militaire, être d'un tissu serré, bien tendue sur un châssis incliné, porté sur quatre pieds, deux plus courts pour l'inclinaison. Elle doit être bien mouillée, afin qu'elle soit inattaquable par le feu, qu'elle ne tamise pas, et que les liquides suivant plutôt la face inférieure que la supérieure, reçoivent l'impression du calorique à nu, et que le phlogistique s'y mêle directement. On versera le liquide avec un pot sur la partie la plus élevée, en le promenant plus ou moins vite d'un bord à l'autre. Le liquide s'étend uniformément sur toute la surface de la tente; et se rend dans un récipient ou une baignoire, placé au-dessous de sa partie la plus basse. Pendant que l'eau parcourt ce trajet, elle est thermalisée par le feu qui brûle au-dessous.

Ce feu doit être alimenté par des matières résineuses, enveloppant des bois résineux, ou contenues dans des vaisseaux de bois résineux qu'on fait brûler ensemble.

Comme il serait incommode de verser continuellement l'eau avec un pot dans un grand établissement, on la dirigera sur la tente par un déversoir aussi large qu'elle. Un vaisseau, supérieur au déversoir, fournira par un robinet la quantité d'eau qu'on voudra thermaliser.

On pourrait recouvrir avec un chapiteau la tente, pour recueillir les vapeurs qui se dégagent de l'eau thermalisée, et les conduire à la manière de Gensoul dans un réservoir plein d'eau, disposé pour les recevoir; alors l'eau du réservoir serait saturée du gaz thermal, comme elle l'est dans le sein de la terre; mais je ne crois pas que cette imitation exacte des eaux thermales naturelles, ajoute à la vertu de celles qui sont chauffées à nu par les résines.

FIN.

www.ingramcontent.com/pod-product-compliance
Ingram Content Group UK Ltd.
Pitfield, Milton Keynes, MK11 3LW, UK
UKHW020954180726
13838UKWH00003B/1322